LAS CUATRO DIOSAS DE LA MUJER

MIRANDA GRAY

LAS CUATRO DIOSAS DE LA MUJER

Descubre la energía sagrada de tu ciclo femenino
para aumentar tu bienestar y felicidad

Traducción de Alicia Sánchez Millet

Urano

Argentina – Chile – Colombia – España
Estados Unidos – México – Perú – Uruguay

Título original: *Discover The Four Goddesses Within You!*
Editor original: Dancing Eve Publications-Originally published as *Let's Go Menstrual!*
Traducción: Alicia Sánchez Millet

1.ª edición: julio 2025

ISBN: 978-84-18714-95-5
E-ISBN: 978-84-17180-37-9
Depósito legal: M-11.427-2025

Fotocomposición: Urano World Spain, S.A.U.

Impreso por LIBERDÚPLEX, S.L.
Ctra. BV 2249 Km 7,4 – Polígono Industrial Torrentfondo
08791 Sant Llorenç d'Hortons (Barcelona)

Impreso en España – *Printed in Spain*

ÍNDICE

UNA HISTORIA PERSONAL

«¡EL CICLO MENSTRUAL ES LA CLAVE PARA SENTIRTE BIEN!»

¿Te parece una afirmación extraña?

Personalmente, siempre he sentido una fuerte conexión con las diosas interiores. A los veintipocos años oí hablar por primera vez de su existencia, de su relación con el ciclo y del efecto que tenían sobre mí. Unos días sentía más confianza en mí misma y que era más sociable, y otros era más afectuosa y amable. Unas veces me veía más capaz de realizar tareas que conllevaran reflexión, y otras me sentía más creativa, interiorizada y soñadora.

A mí me parecía obvio hacer actividades en los días en que las energías y las habilidades de mis diosas me ayudaban a hacer mejor las cosas. Y cuando lo hacía sentía que me encontraba mejor conmigo misma y con mi vida.

Descubrí algo fascinante que resultó ser una nueva habilidad: durante una semana al mes, me di cuenta de que escribía bastante bien. Algo bastante extraordinario, teniendo en cuenta que en aquellos tiempos yo era una artista. En lugar de pensar que eso significaba que no era lo bastante buena para ser escritora, simplemente, me ceñía a practicar esa actividad una semana de cada ciclo. El resultado fue mi primer libro, *Luna Roja*, que trata de las diosas interiores, de sus regalos y del ciclo menstrual.

Mi experiencia con mi ciclo nunca ha sido fácil, ni física ni emocionalmente. Tengo síndrome premenstrual, como les sucede a muchas mujeres, pero cuando vivo y trabajo siendo lo más consciente posible de mi ciclo y de los extraordinarios dones de las energías de las diosas mis síntomas se suavizan, soy más feliz y ¡logro muchas más cosas de las que conseguiría si no lo hiciera!

Espero que cuando explores tu ciclo también descubras las maravillas de las diosas que hay en ti, que disfrutes cada mes bailando con ellas para generar bienestar y felicidad, y que entiendas lo increíble, excitante y positivo que puede ser tu ciclo menstrual en **tu** vida.

Miranda Gray, Reino Unido

LA HISTORIA DE LA ANCIANA SABIA DEL INVIERNO

Érase una vez, hace mucho tiempo, en un lejano lugar, vivía una joven princesa.

Sus padres la tenían encerrada en su castillo, pero lo que ella más anhelaba era ser libre para explorar el mundo.

Un día, después de haberlo planificado cuidadosamente, la princesa se las arregló para escapar, con un fardo oculto que contenía una capa.

Salió a la brillante luz del día y tomó un sendero que recorría los bosques que rodeaban el castillo. ¡Estaba tan entusiasmada que le entraron ganas de correr, brincar, danzar y gritar! Mientras brincaba por los caminos, empezó a hacer planes para todo lo que quería hacer.

Hacia media mañana, llegó a un hermoso templo de piedra blanca que se erigía en un claro del bosque.

Tenía sed, así que, haciendo acopio de valor, se dirigió a la puerta y tocó la campana de plata. A los pocos momentos, una hermosa joven, un poco más mayor que ella, le abrió la puerta, y la princesa le pidió agua.

La joven la condujo a una pequeña fuente y le dio una taza de plata para que pudiera beber. El agua estaba fresca y cargada de luz y energía. La joven se rio ante la sorpresa de la princesa.

—Este es el Templo de las Doncellas —le dijo—. ¡Estás bebiendo de la Fuente de la Juventud!

La princesa notó una energía maravillosa que recorría su cuerpo y la colmaba de felicidad.

—Oh, me encantaría quedarme aquí —le dijo—. ¿Puedo?

—Tu destino no es quedarte con nosotras —le dijo moviendo la cabeza—. Tu camino es seguir con tu viaje. Tengo una hermana que no vive lejos de aquí. Podrías pedirle que te diga dónde alojarte. Sigue el camino y encontrarás su casa.

Antes de que la princesa partiera, la joven le hizo dos regalos.

—Ponte esta flor y su aroma te recordará tu propia belleza. —La joven le puso una florecilla blanca en el pelo.

Luego, le entregó un pequeño cuchillo en cuya empuñadura había gravado un pájaro blanco.

—Utiliza bien tus energías —le dijo, y la abrazó.

La princesa se sintió un poco triste al separarse de la joven, pero enseguida se alegró de estar en el camino.

A la hora de comer empezó a tener hambre y el olor del humo de leña la guio hasta una hermosa granja. La granja estaba cubierta por rosales trepadores con capullos de color rosa intenso y tenía un jardín lleno de plantas, colmenas de abejas, hierbas y mujeres trabajando.

También había mujeres que regresaban de los campos y los huertos llevando cereales y frutas en grandes cestas de mimbre, mientras otras recolectaban hierbas del jardín. La princesa oyó a lo lejos las voces de niños jugando y las lecciones que estaban aprendiendo.

Una mujer levantó la cabeza y le hizo señas para que se uniera a ellas.

—Bienvenida, viajera —le dijo sonriendo—. Debes de tener hambre, ¡ven y come!

Condujo a la princesa a un lugar en el jardín donde pudiera sentarse y dijo a las otras mujeres que le trajeran pan fresco recién horneado, mantequilla y miel, hermosas manzanas verdes y queso de cabra con sal. La mujer se quedó sentada al lado de la princesa mientras esta comía.

—Aquí somos una gran familia —le dijo—. Cultivamos y fabricamos todo lo que necesitamos.

En esto se acercó a la mujer una niña pequeña de unos dos o tres años, esta la cogió en brazos riendo y le dio un beso en la mejilla.

—Es una de mis múltiples hijas —le dijo mientras la pequeña sonreía.

La princesa suspiró; deseaba desesperadamente poder expresar su creatividad con las otras mujeres y ayudarlas a cuidar del huerto y de los niños.

—Me encantaría quedarme aquí —dijo.

—¡Oh, pero no puedes! —exclamó la mujer mientras devolvía a la niña al suelo—. Tienes un largo viaje por delante, que estará lleno de experiencias increíbles.

Le envolvió algo de comida para el camino en una servilleta blanca y le dio un regalo. Le puso un broche de oro con forma de abeja en el vestido.

—Esto es para que te acuerdes de nosotras y recuerdes tus propias energías de hacer y crear.

Cogió una rosa de color rosa del rosal y se la puso en el pelo junto con la florecilla blanca que le había puesto la doncella.

—Esta rosa te recordará tu capacidad de amar.

La princesa, de nuevo sola, abandonó el jardín y retomó su camino pensando en su familia y sus amigas. Empezaba a añorarles, y al imaginar sus rostros su corazón se inundó de amor. Decidió que regresaría a casa al día siguiente, porque no quería preocuparles.

Poco a poco fue anocheciendo, y empezó a sentirse cansada e irritable.

Aunque el cielo rosa y dorado proporcionaba a los árboles una hermosa gama de colores, la princesa empezó a angustiarse, y su mente creaba imágenes terroríficas en las sombras. Casi había oscurecido cuando llegó a un riachuelo y las estrellas empezaban a asomar. Se sentó sobre una piedra y se sacó los zapatos; en ese momento dio un brinco, sobresaltada al oír un susurro.

Una forma, que ella había confundido con un arbusto, se fue materializando hasta convertirse en una mujer vestida solo con una capa raída. La princesa no podía distinguir su aspecto, pero lo poco que vislumbraba de su cuerpo parecía indicar que esta salvaje mujer no llevaba nada bajo su capa.

—¿Quién eres? —le preguntó la princesa, con el corazón sobresaltado.

—¡Ah! ¿Quién es nadie? ¿Por qué me molestas? —respondió la mujer con dureza.

La mujer se dirigió hacia la orilla del río arrastrando los pies, levantó los brazos y empezó a bailar a su propio ritmo sobre la tierra. La princesa sintió la vibración del sonido a través de su cuerpo y su útero respondió contrayéndose. Entonces quiso unirse a esta mujer, ser libre, dejarlo todo y bailar salvaje y alocadamente bajo las estrellas.

Mientras las dos bailaban, una hermosa energía empezó a arremolinarse a su alrededor. Algunos animales adoptaron forma en esa energía y la princesa vio rostros de personas. Sabía que era una maga, que se encontraba entre el mundo cotidiano y el de la magia, y anheló tener su mismo poder. Ambas danzaron juntas al ritmo que les marcaban sus pies, girando en la magia y la inspiración del momento.

Cuando por fin se detuvieron, la princesa se dio cuenta de que estaba desnuda, pero no recordaba haberse sacado la ropa.

Ya era de noche y empezó a tener frío en los pies. Le entró pánico y se puso a buscar su ropa y su fardo; se dio cuenta de que se había entregado demasiado a esa danza salvaje.

Una vez se hubo vestido y envuelto en su capa, se dio cuenta de que estaba exhausta. Miró a su alrededor para preguntarle a la mujer dónde podía pasar la noche, pero ya había desaparecido. Sobre la tierra, junto al río, había una pequeña bola de cristal, y cuando la cogió escuchó la voz de la mujer en su mente.

—Esto es para recordarte la magia que hay en ti.

La princesa se la puso en su fardo y se marchó del río, entendiendo que el hogar de aquella mujer era el bosque y que no deseaba compañía.

A medida que caminaba en la oscuridad su cansancio iba en aumento. Andaba encorvada y caminaba lentamente, y ya no podía pensar con claridad. Moverse le costaba mucho esfuerzo. Tenía tanto frío y estaba tan cansada que a punto estuvo de echarse a dormir al borde del camino; entonces vio el destello de una hoguera.

Entre los árboles vio una pequeña entrada a una cueva, y junto a la hoguera había una anciana esperando.

—Ven rápido, pequeña, parece que va a nevar —le gritó la mujer.

La anciana llevó a la princesa a la cálida cueva forrada de hermosas telas y pieles. Sin decir nada le quitó la capa a la princesa y la guio a una segunda cueva oscura, donde había una bañera natural de agua termal que emanaba vapor.

—Métete en el agua y caliéntate. Estás a salvo, aquí puedes relajarte y descansar —le dijo sonriendo.

La princesa se desvistió y se introdujo en el agua, provocando espirales en el vapor.

La cueva solo estaba iluminada por la hoguera de la cueva contigua, y mientras flotaba en el agua empezó a ver las estrellas en el techo y a sentir que volaba por las galaxias y el espacio.

El agua limpió sus preocupaciones y temores, y salió del baño tranquila y relajada. La anciana le había dejado una ropa oscura y de abrigo, y se la puso. La hoguera de la cueva principal se había apagado, y ahora solo estaba iluminada por los rescoldos de color rojo intenso y sombras oscuras.

—Descansa, mi pequeña —le dijo la anciana dulcemente—. No puedes estar aquí mucho tiempo, pero de momento puedes descansar en mi santuario.

La princesa yació en el suelo con la cabeza sobre la falda de la anciana, y al mirar su dulce rostro vio las estrellas en sus ojos.

—Dondequiera que vayas en la vida, dondequiera que viajes, siempre tendrás un hogar conmigo. Regresa a mí, pues en mi falda te recuperarás. Relájate, hija querida, y acepta mi regalo.

Y la princesa se durmió.

¿EL CICLO MENSTRUAL?
¡EL CICLO DE LA DIOSA!

Nuestro ciclo menstrual incluye unos cuantos días de sangrado, a los que denominamos *menstruación*, y al que solemos referirnos como nuestro *ciclo menstrual*. Esto ocurre **aproximadamente** cada 28 días; el número de días de nuestro ciclo puede ser inferior o superior a esta cifra. El número también puede variar de ciclo en ciclo, unas veces menos días y otras más.

Normalmente, empezamos contando los días de nuestro ciclo desde el primer día de nuestro ciclo lunar: es el «día 1 de nuestro ciclo».

Nuestro primer día de la menstruación es el día 1 del ciclo.

Junto con la menstruación, también liberamos un óvulo cada ciclo; esto se llama *ovulación*.

La ovulación se produce aproximadamente a los 14 o 16 días de nuestro ciclo. Muchas mujeres no lo notan, pero algunas sienten una ligera molestia u observan variaciones en sus secreciones vaginales.

Liberamos un óvulo aproximadamente a los 14 o 16 días del ciclo.

Después de liberar el óvulo, entramos en la fase *premenstrual* y cabe la posibilidad de que padezcamos *síndrome premenstrual*. Son días en los que puede que estemos especialmente sensibles y que tengamos una serie de síntomas físicos como antojos alimentarios, hinchazón, irritabilidad y necesidad de dormir más.

Podemos dividir nuestro ciclo en cuatro fases o grupos de días. De todos modos, recuerda que la duración natural de tus fases puede ser más larga o más breve que el ejemplo que doy a continuación:

Fase	Descripción	Día del ciclo aproximado
Fase menstrual	Sangrado	Días del ciclo 1-6
Fase preovulatoria	Entre la menstruación y la ovulación	Días del ciclo 7-13
Fase de ovulación	Ovulación, la liberación del óvulo	Días del ciclo 14-20
Fase premenstrual	Entre la ovulación y la menstruación	Días del ciclo 21 hasta el primer día de sangrado

AYUDÁNDOTE A SENTIRTE BIEN

Cada fase del ciclo está vinculada a una diosa interna diferente y a sus energías asociadas, y puede afectar a:

- nuestra forma de pensar
- nuestro estado de ánimo
- nuestro nivel de energía física

Cuando somos conscientes de la diosa y de cómo influye en nuestros pensamientos y emociones en cada fase, podemos empezar a cuidarnos mejor y a satisfacer nuestras necesidades emocionales, mentales y físicas. Afortunadamente, nos ayuda **a sentirnos bien con nosotras mismas**.

Cuando somos más conscientes de nuestros ciclos, podemos:

- sentirnos más a gusto con nuestro cuerpo,
- controlarnos mejor porque sabemos por qué nos sentimos así,
- estar más seguras de nuestras habilidades,
- tener más poder para generar sentimientos positivos respecto a nosotras mismas.

CONOCE A LAS DIOSAS QUE HAY EN TI

En tu interior hay cuatro diosas.

A medida que avanzamos por las fases de nuestro ciclo, nuestras diosas se van apareciendo una a una, ofreciéndonos sus energías, dones y habilidades especiales, y sus necesidades y sueños. En el pasado lejano, las mujeres reconocían a estas diosas, que se asociaban con las energías y los ciclos de la luna, de las estaciones, de la vida y del ciclo menstrual.

Fase de preovulación: días 7-13	Fase de la ovulación: días 14-20	Fase premenstrual: días 21 hasta el sangrado	Fase menstrual: días 1-6
Doncella	Mujer fértil	Perimenopausia	Anciana
Diosa Virgen	Diosa Madre	Diosa Hechicera	Diosa Anciana Sabia
Diosa de la Primavera	Diosa del Verano	Diosa del Otoño	Diosa del Invierno
Diosa de la Luna Creciente	Diosa de la Luna Llena	Diosa de la Luna Menguante	Diosa de la Luna Nueva

En este libro exploraremos las energías de estas diosas, cómo nos afectan, los dones y los retos que nos plantean, y cómo podemos vivir en equilibrio y armonía con ellas, ¡para generar bienestar y sentirnos bien!

CONOCE A TUS DIOSAS

Nuestros ciclos menstruales pueden ofrecernos toda una gama de sentimientos útiles, agradables y excitantes, que podemos usar de formas prácticas para **sentirnos a gusto con nuestra vida**.

Cada mujer tiene una experiencia única de las diosas de su ciclo, pero hay algunas características comunes.

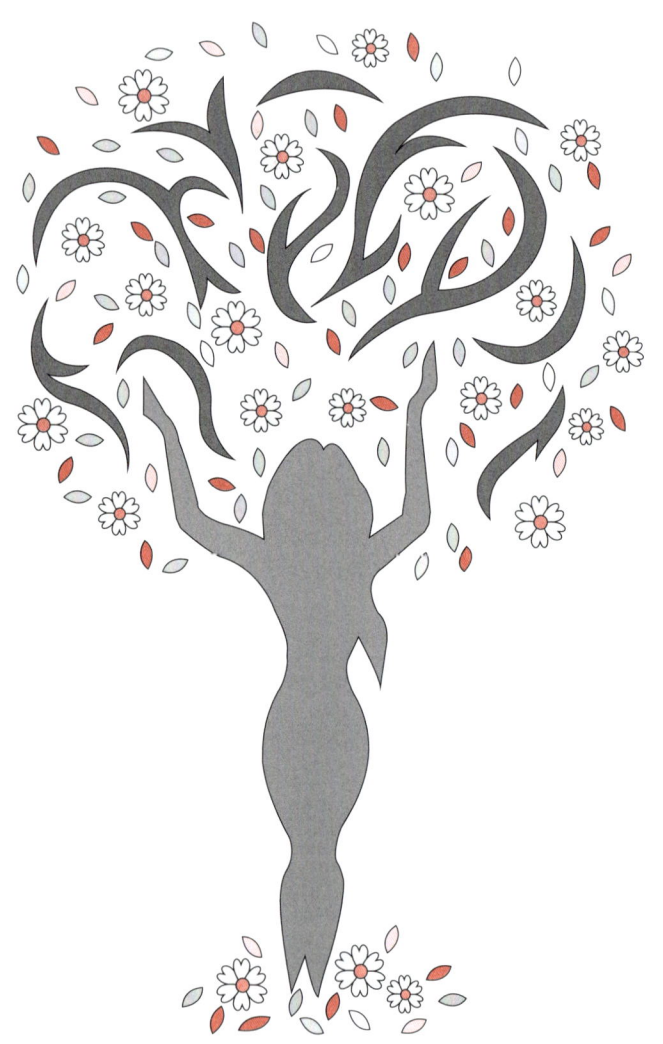

TU DIOSA VIRGEN DE LA PRIMAVERA

La diosa Virgen de la Primavera aparece alrededor del día 7 del ciclo y dura hasta el día 13 aproximadamente.

¿Qué siente tu diosa Virgen de la Primavera?

La primavera es una época en la que todo vuelve a crecer y la energía está renovada. La tierra está llena de vida nueva, las plantas dan flores y hojas nuevas, los pájaros hacen sus nidos e incuban huevos. Los animales se despiertan de su hibernación y se reactivan. Nos sentimos más despiertas y activas, felices y seguras.

Al igual que la luna creciente, nuestra energía aumenta, y nuestra luz y atención se traslada a la vida cotidiana.

En nuestra fase de la Virgen de la Primavera, puede que:

- tengamos más energía física,
- tengamos ganas de hacer más cosas,
- pensemos mejor y estemos entusiasmadas por aprender cosas nuevas y hacer más actividades,
- nos sintamos más a gusto con nuestro cuerpo,
- nos sintamos más seguras sobre lo que podemos hacer y quiénes somos
- hagamos que sucedan cosas planificando y actuando.

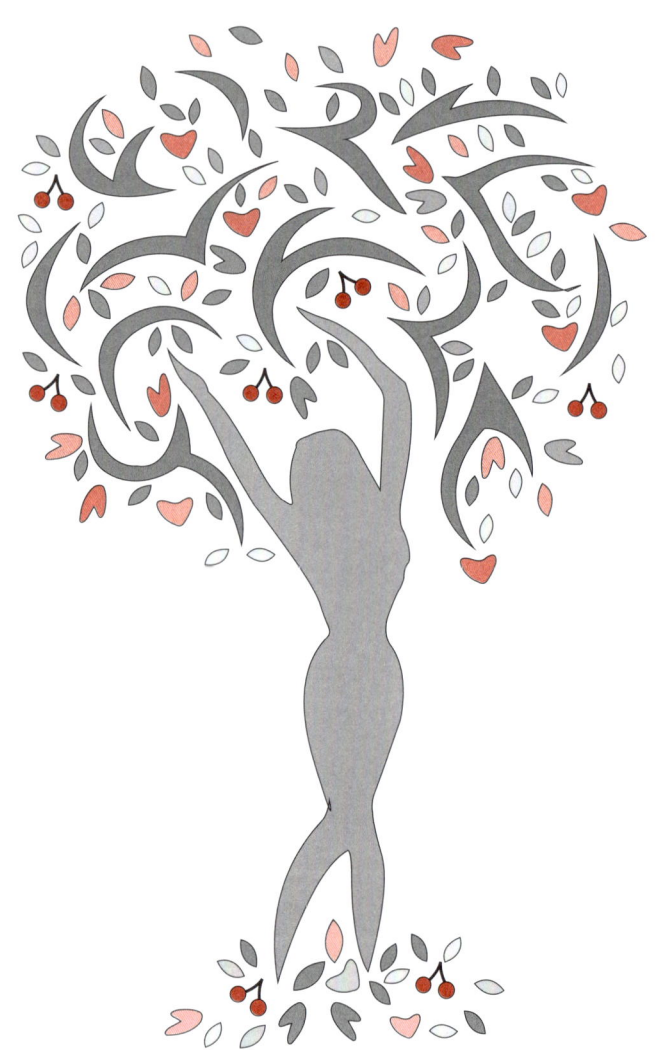

TU DIOSA MADRE DEL VERANO

La diosa Madre del Verano aparece hacia el día 14 del ciclo y dura hasta aproximadamente el día 20.

¿Qué siente tu diosa *Madre del Verano*?

Los árboles estivales están llenos de hojas, los animales tienen sus crías y hay alimento de sobra y calor para todos. Puede que nos apetezca hacer vacaciones, relajarnos más y disfrutar de la vida y de la compañía de la gente que nos rodea. Estamos menos activas que en primavera, y es más probable que dejemos que las cosas sucedan por sí solas en lugar de actuar para que sucedan.

Igual que la luna llena, irradiamos nuestras energías al mundo y acogemos a todos en nuestra gentil luz.

En nuestra fase de la Madre del Verano, puede que:

- seamos más capaces de aceptar las cosas tal como son,
- nos sea más fácil comunicar nuestros sentimientos de forma positiva,
- seamos capaces de abrirnos más a los demás y crear relaciones,
- nos sintamos más motivadas a ayudar a los demás,
- seamos más afectuosas y nos sintamos con más ganas de cuidar, tanto a nosotras mismas como a los demás,

- seamos comprensivas respecto a lo que sienten y necesitan los demás,
- estemos dispuestas a permitir que las cosas evolucionen a su propio ritmo sin que tengamos que forzarlas,
- nos sintamos felices y conformes con nosotras mismas,
- nos sintamos fuertes y seguras emocionalmente.

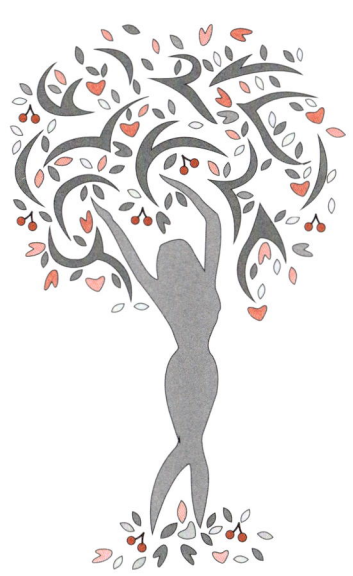

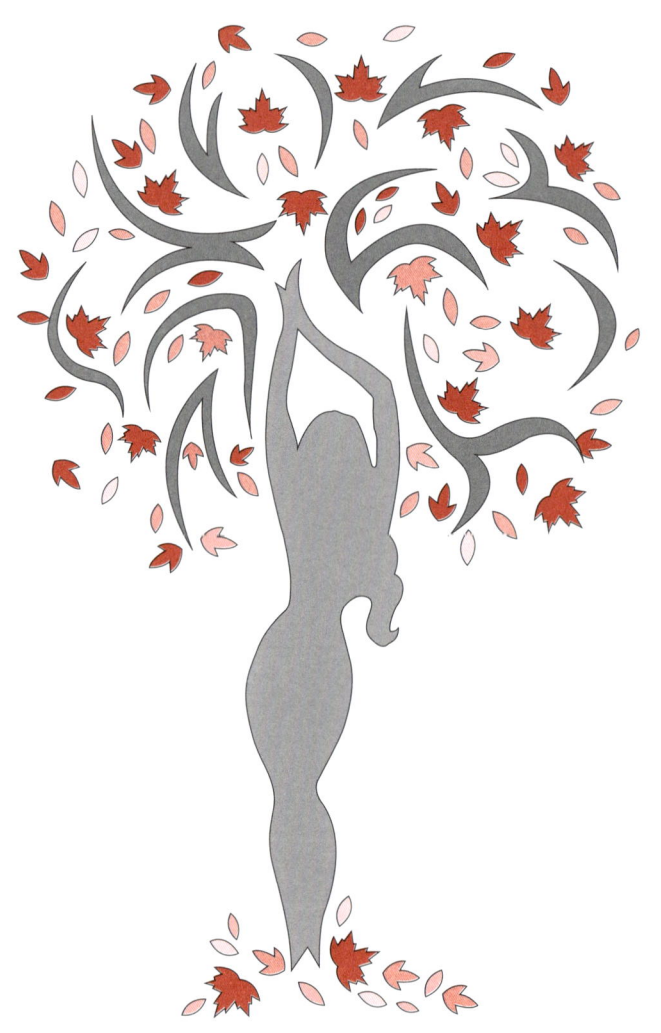

TU DIOSA HECHICERA DEL OTOÑO

La diosa Hechicera del Otoño aparece hacia el día 21 del ciclo y dura hasta nuestro primer día de sangrado, y para muchas mujeres puede ser la diosa que nos plantee más dificultades.

¿Qué siente tu diosa Hechicera del Otoño?

En otoño los días son más cortos, las hojas empiezan a caer de los árboles, las aves emigran y los animales se preparan para hibernar durante el invierno. En los jardines, la gente quema las hojas y poda todo lo que ha crecido en verano. A medida que las noches se alargan, puede que nos sintamos menos activas, nos apetezca más interiorizarnos y no deseemos aventurarnos a exponernos al frío. Puede que sintamos el impulso de limpiar lo que ya no sirve, de acurrucarnos en nuestra soledad y de dormir más.

Como sucede con la luna menguante, empezamos a retirarnos del mundo exterior y dirigimos nuestra atención hacia dentro, hacia la mágica oscuridad y lo espiritual.

En nuestra fase de la Hechicera del Otoño, puede que:

- nos cansemos más fácilmente y necesitemos dormir más para sentirnos bien,
- estemos impacientes debido al cansancio y no podamos pensar con claridad,

- sintamos altibajos emocionales,
- tengamos brotes de energía y luego nos sintamos exhaustas,
- nos ronden por la cabeza muchos pensamientos de crítica y desaprobación respecto a nosotras mismas, los demás y nuestro pasado,
- nos sintamos frustradas por no poder hacer cosas y estemos inquietas,
- sintamos el impulso de solucionar problemas y arreglar el desorden,
- sintamos el deseo de que nos dejen estar solas,
- no tengamos ganas de hacer nada,
- sintamos un profundo deseo de arreglar nuestras vidas y a nosotras mismas,
- estemos muy inspiradas y tengamos muchas ideas creativas.

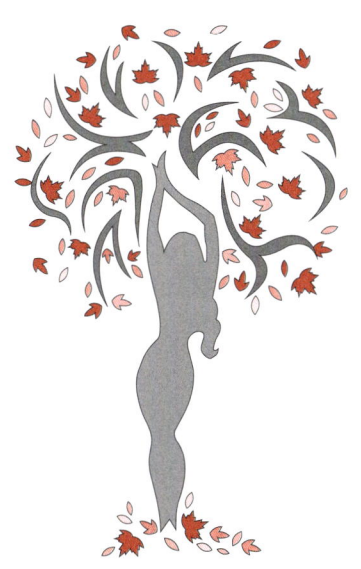

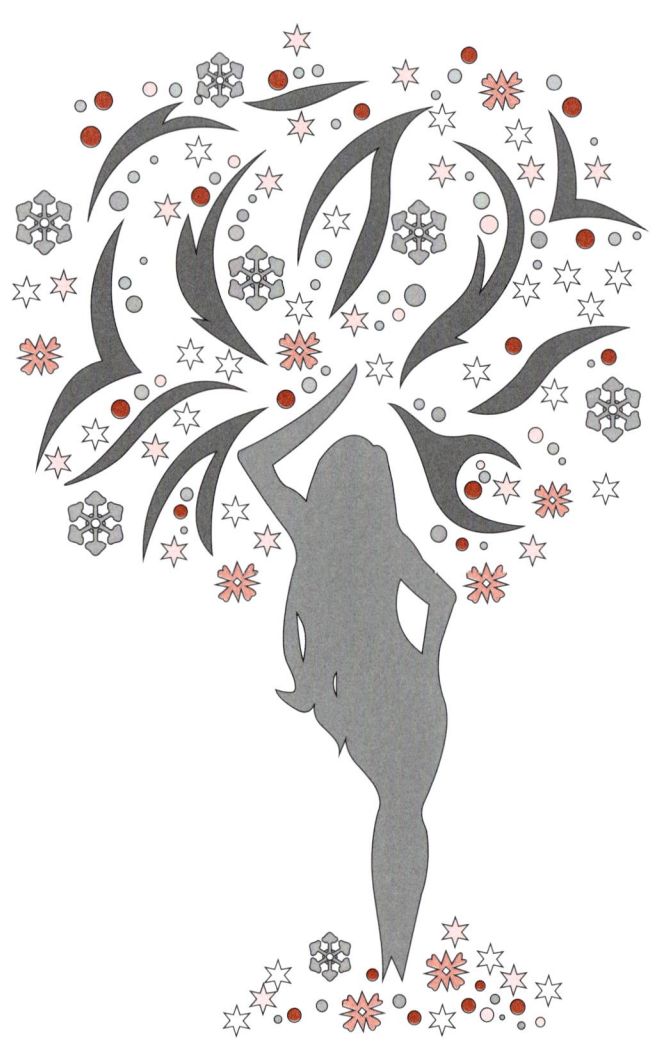

TU DIOSA ANCIANA SABIA DEL INVIERNO

La diosa Anciana Sabia del Invierno suele aparecer el primer día de sangrado y permanece hasta aproximadamente el día 6 del ciclo. Es nuestro ciclo menstrual.

¿Qué siente tu diosa Anciana Sabia del Invierno?

En invierno, los días son fríos y oscuros, es más fácil ver las estrellas, la tierra está desnuda y vacía y nos apetece más estar adentro y permanecer acurrucadas, como los animales cuando están a cobijo y a oscuras. Es el momento de reflexionar sobre el año que acaba de pasar, de soñar despiertas sobre el futuro, de sentir qué queremos hacer el año que viene y de comprometernos con los propósitos de Año Nuevo.

Como sucede con la luna nueva, nuestras energías se retiran del mundo y descansamos, restauramos nuestras energías y conectamos con la unidad del universo.

En la fase de la Anciana Sabia del Invierno, puede que:

- nos sintamos más introvertidas y apacibles,
- estemos a gusto, simplemente, estando sentadas sin pensar en nada,
- no nos apetezca hacer mucho,
- estemos cansadas,

- nos apetezca desprendernos de las cosas que nos han molestado en la fase de otoño,
- tengamos más capacidad para perdonar y olvidar,
- estemos menos motivadas para la acción y lograr cosas,
- seamos más capaces de comprender lo que queremos en la vida y comprometernos con ello,
- sepamos que estamos bien tal como somos,
- lleguemos a conocer quiénes somos realmente, más allá de todos nuestros juicios y expectativas.

CÓMO DARTE CUENTA
DE LO QUE SIENTES

Cada mujer es diferente; por consiguiente, hemos de crear nuestra propia relación personal con nuestras diosas interiores, para entenderlas y saber aceptar sus regalos y su sabiduría. Para ello, hemos de observar nuestro estado de ánimo en cada fase y anotar estas sencillas observaciones.

Por ejemplo:
Día 8 del ciclo: tengo mucha energía y me siento segura.
Día 9 del ciclo: hoy he hecho un montón de cosas.

Podemos anotarlo en un papel, en un calendario o en un diario, o bien usar las tablas que hay al final de este libro.

Acción: hazte las siguientes preguntas cada día:

Estas preguntas pueden ayudarte a identificar tus sentimientos y tus cambios.

ENERGÍA FÍSICA:

- ¿Hago trabajos físicos con facilidad o con esfuerzo?

- ¿Me siento:
    - físicamente cansada o llena de energía?
    - cómoda si alguien me acaricia?
    - cómoda teniendo gente físicamente cerca de mí?
    - sexi y sensual?
    - bien con mi aspecto físico, o muy crítica?

- ¿Tropiezo fácilmente con las cosas?

- ¿Tengo antojos de comer ciertos alimentos?

- ¿Qué necesito para sentirme feliz físicamente?

ENERGÍA EMOCIONAL:

- ¿Me siento:
    - — emocionalmente fuerte y segura?
    - — cariñosa y con ganas de cuidar?
    - — dispuesta a entrar en acción?
    - — con ganas de comunicarme con la gente?
    - — segura para hablar con los demás, o tengo vergüenza?
    - — más positiva que negativa, o a la inversa?
    - — a salvo, o vulnerable?
    - — capaz de afrontar las cosas?
    - — capaz de aceptar a los demás?

- ¿Sé escuchar a los demás?

- ¿Me importa cómo se sienten los demás?

- ¿Siento entusiasmo y pasión por mis ideas y acciones?

- ¿Qué necesito emocionalmente para ser feliz?

- ¿Qué es importante para mí?

ENERGÍA MENTAL:

- ¿Pienso con claridad o estoy soñando despierta?

- ¿Tengo buena memoria?

- ¿Soy buena con las matemáticas, la ortografía y la planificación?

- ¿Tengo mucha inspiración?

- ¿Puedo concentrarme fácilmente en lo que estoy haciendo?

- ¿Sé lo que quiero?

- ¿Qué he de hacer mentalmente para sentirme feliz?

Acción: anotar

Utiliza las tablas del final del libro o usa una libreta para escribir tus anotaciones.

Acción: anota otros acontecimientos

También hemos de anotar las otras cosas que suceden en nuestra vida, porque pueden influir en nuestro estado de ánimo y ocultar los cambios que se producen en cada fase y las energías de las diosas internas.

Por ejemplo, en la fase de la Virgen de la Primavera puede que estemos cansadas porque, simplemente, no hemos dormido bien, o bien puede que en nuestra fase de la Anciana Sabia del Invierno estemos estresadas porque estamos esperando un acontecimiento importante.

Pregúntate: ¿qué más hay en estos momentos que pueda afectarme en mi estado de ánimo en el día de hoy?

Puede que observes que **durante tus fases sientes otras cosas distintas** a lo que yo he mencionado en este libro.

¡**Bravo** por notar la diferencia! Esto demuestra que eres realmente consciente de tus emociones, tus pensamientos y tu cuerpo.

Es muy normal que cada una experimente sus ciclos de manera diferente: a ninguna nos pasa exactamente lo mismo que a otra.

Ángela se dio cuenta de que le apetecía más hablar con su madre cuando estaba en su fase de la Madre del Verano que cuando estaba en su fase de la Anciana Sabia del Invierno.

También observó que en la Anciana Sabia del Invierno no tenía muchas ganas de hacer cosas, pero que en la fase de la Virgen de la Primavera tenía mucha más energía.

Ángela sabía que había dormido mal durante unas cuantas noches de su ciclo y lo anotó en su libreta.

¡ACTIVIDADES DE LAS DIOSAS PARA SENTIRTE BIEN!

A medida que vamos conociendo mejor nuestros ciclos y nuestras diosas internas, descubrimos que en cada fase cambia lo que podemos hacer con facilidad y bien.

Esto es fantástico, porque significa que, si hacemos tareas cuando sabemos que estamos en nuestro mejor momento para las mismas, las haremos mejor y más rápido que en otras fases del ciclo, y...

¡NOS SENTIREMOS BIEN!

¡Cualquier actividad que te resulte fácil, hace que te sientas bien!

También hay fases en nuestros ciclos en las que nos sentimos mejor hablando con la gente y **haciendo amistades**, fases en las que somos **más creativas** y estamos más inspiradas, fases en las que podemos fortalecer nuestra confianza y **autoestima**, y fases en las que podemos descubrir nuestros **deseos más profundos**. Estas fases son los «momentos óptimos» de nuestro ciclo para hacer esas cosas.

A continuación hay algunas actividades que puedes probar en las diferentes fases.

Acción: anota las cosas que haces bien

Diviértete experimentando para descubrir lo que a ti te va bien.

Anótalo en la columna de «Cosas que me resultan fáciles» de las tablas del final del libro. Esto te ayudará a recordar que puedes hacer estas actividades en la misma fase de tu **siguiente ciclo**.

Te darás cuenta de que hacer una actividad que te resulte fácil ayuda a que te sientas bien cuando la haces, así que **iplanifica CADA MES hacer más cosas que te ayuden a sentirte bien!**

ACTIVIDADES FÁCILES PARA LA DIOSA VIRGEN
DE LA PRIMAVERA:

- Hacer un montón de cosas.

- Empezar algo: ¡dejar de fumar, una dieta sana, hacer ejercicio!

- Hacer que las cosas sucedan actuando.

- Planificar las cosas que quieres hacer durante tu ciclo. Revisa las descripciones de las fases que he hecho antes para decidir cuál es el mejor momento para hacerlas.

- Utiliza tu confianza en ti misma para salirte de tu rutina.

- Utiliza tus habilidades mentales para aprender algo nuevo, leer un libro, rellenar formularios y resolver problemas.

- Haz cosas por ti misma sin la ayuda de los demás.

- Defiende tus propias ideas y tu punto de vista con serenidad.

Melanie decidió usar su energía y sus habilidades de la Virgen de la Primavera para aprender algo nuevo. Le resultaba más fácil concentrarse leyendo aunque hubiera ruido a su alrededor.

ACTIVIDADES FÁCILES PARA LA DIOSA MADRE DEL VERANO:

- Sé sociable, habla con personas que no conoces y haz nuevas amistades.

- Apoya a los demás, ayuda a cuidarlos o satisface sus necesidades.

- Resuelve las disputas conversando. Tu fortaleza emocional te ayudará a tratar las cosas con calma, y ayudará a los demás a darse cuenta de que eres consciente de sus necesidades y heridas.

- Ponte en contacto con personas con las que puede que haga tiempo que no te has relacionado.

- Presenta tus habilidades e ideas a los demás: te resulta mucho más fácil ser positiva respecto a ti misma.

- Deja que los proyectos y las personas sigan su curso. Haz algo solo si es realmente necesario o si te lo piden.

Kym descubrió que se sentía mucho más segura con personas que no conocía cuando estaba en su fase de la diosa Madre del Verano, así que utilizaba esa semana para llamar a empresas para buscar trabajo.

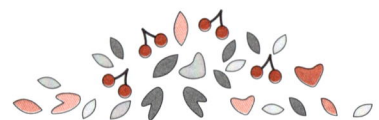

ACTIVIDADES FÁCILES PARA LA DIOSA HECHICERA DEL OTOÑO:

- Descubre qué necesitas. Dedica un minuto cada día para preguntarte: «¿Qué necesito realmente, y cómo puedo concedérmelo?».

- Utiliza tu entusiasmo creativo para hacer cosas nuevas en todas las áreas de tu vida, y ¡siente el beneficio de liberar el estrés!

- Resuelve problemas. Encuentra un proyecto que no implique «arreglarte» tú o a otra persona, y da rienda suelta a tus poderes de inspiración creativa.

- Limpia algo, crea espacio u orden, y siente el beneficio de haberte liberado del estrés.

- Busca problemas y errores: corrige cartas e informes, revisa formularios que hayas rellenado, lee la letra pequeña de los productos o las garantías.

- Revisa qué es lo que te va bien en la vida y lo que no te da los resultados que deseas (aunque no hagas los cambios hasta la fase de la Virgen de la Primavera).

- Haz las cosas tú misma, pero delega cuando estés cansada.

Erin, en su fase de la Hechicera del Otoño, se sentía más cansada e irritable. Se concedía más pausas a lo largo del día y usaba sus habilidades de la Hechicera del Otoño para limpiar cajones y ordenarlo todo.

ACTIVIDADES FÁCILES PARA LA DIOSA ANCIANA
SABIA DEL INVIERNO:

- ¡Duerme!

- Medita o reza.

- Haz solo lo que es importante, sabrás reconocer la diferencia.

- Perdónate y perdona a los demás.

- Deja atrás el pasado.

- Pregúntate qué es lo que realmente deseas hacer en la vida y siente la respuesta.

- Disfruta del sentimiento de aceptación de ti misma, de tu situación y de las personas que te rodean.

- Sueña despierta sobre un futuro positivo.

- Comprométete a realizar los cambios o acciones que desees emprender en el mes que tienes por delante.

- ¡Retírate a tu cueva interior y disfruta de estar allí!

Anna descubrió que estaba mucho más tranquila y serena en su fase de la Anciana Sabia del Invierno, y no se preocupaba o estresaba en exceso por las cosas. Fue capaz de abandonar una discusión con una amiga, y decidió que arreglaría las cosas en la fase de la Virgen de la Primavera.

Cuando explores tus propias fases descubrirás que hay muchas más cosas que puedes hacer bien que las que yo he mencionado aquí. Puede que también observes que algunas actividades te resultan más fáciles en otras fases que las que yo he mencionado aquí.

Está bien, puesto que no todas tenemos las mismas experiencias.

Es estupendo que estés observando tus propias experiencias, ¡sigue con tu buen trabajo!

¡LOS RETOS DE LAS DIOSAS!

Del mismo modo que en cada fase hay cosas que haces mejor, hay otras actividades que no se te dan tan bien. Si intentamos hacer estas actividades, puede que nos frustremos y nos enfademos con nosotras mismas por no estar a la altura de nuestras expectativas. Puede que también se trate de situaciones que nos resultan incómodas.

Cuando entendemos que somos diferentes en cada fase es más fácil no sentirnos mal respecto a lo que podemos o no podemos hacer, porque sabemos que **lo haremos mejor en otra fase**.

Acción: anota lo que no te resulta fácil

Anota en la columna de «Actividades que te resultan menos fáciles» de las tablas de actividades las tareas y las situaciones que más te cuestan o que sientes que te suponen un esfuerzo extra en cada fase.

Las tablas que vienen a continuación te darán algunas ideas sobre las experiencias que puedes tener en cada fase. Muchas mujeres las tienen, y eso no significa que sean «buenas» o «malas», pero hemos de ser conscientes de cómo pueden afectar a otras personas nuestros sentimientos, actitudes y conductas.

¿ERES LA DIOSA VIRGEN DE LA PRIMAVERA?
CUIDADO CON:

- La necesidad de hacer las cosas sola.

- Ser menos sensible a las opiniones y las necesidades de los demás.

- Sentir la necesidad de lograr algo para probar tu valía.

- Hacer demasiadas cosas a un mismo tiempo.

- Impacientarte con los demás o con actividades que no te dan resultados con la rapidez que desearías.

¿ERES LA DIOSA MADRE DEL VERANO? CUIDADO CON:

- Hacer demasiado por los demás.

- Creer que has de dar o ser necesitada para sentir que vales.

- Hacer demasiadas cosas o asumir demasiadas responsabilidades por los demás.

- Desatender tus propias necesidades.

- Desear ser siempre así.

- Que los demás se aprovechen de tu generosidad.

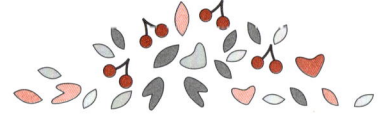

¿ERES LA DIOSA HECHICERA DEL OTOÑO?
CUIDADO CON:

- Creerte las emociones negativas y las historias que te montas en tu cabeza.

- Ser autocrítica.

- La mala memoria, anótalo todo.

- La presión creativa. Haz algo para liberar tu frustración, aunque sea hacer garabatos o colorear.

- Tu entusiasmo creativo, porque puede dominar sobre el resto de tus pensamientos y necesidades.

- Ver los defectos en ti misma y en tus relaciones e intentar «resolverlos».

- La frustración, la irritabilidad, la agresividad y la vulnerabilidad, provocadas por el cansancio y el bajo estado de tus habilidades mentales.

- Los antojos alimentarios y la necesidad de calmarte emocionalmente con la comida y la bebida.

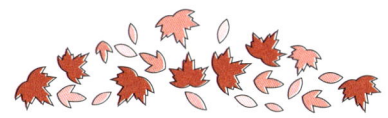

¿ERES LA DIOSA ANCIANA SABIA DEL INVIERNO?
CUIDADO CON:

- La irritabilidad por no haber tenido tiempo de descansar.

- La ansiedad por intentar hacer todo lo que haces normalmente.

- Tomar más café de la cuenta para vencer el cansancio.

- La falta de motivación para hacer cualquier cosa: con tener la actitud de «me da igual».

- La falta de energía mental y física, cometer errores, crear malentendidos y los descuidos.

- La falta de apetito.

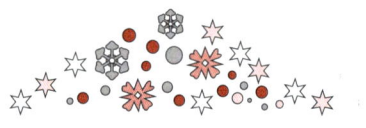

¡SATISFACE LAS NECESIDADES DE TUS DIOSAS INTERIORES Y SÉ FELIZ!

Cuando las necesidades de nuestras diosas interiores están cubiertas, automáticamente **¡somos más felices!**

Cada una de nuestras cuatro diosas tiene necesidades diferentes, así que para crear sentimientos de felicidad y bienestar durante todo el mes tendremos que:

1. Observar las necesidades de cada diosa *en su fase*.
2. Satisfacer las necesidades de cada diosa *en su fase*.

A continuación tienes algunas sugerencias de actividades que pueden ayudarte a satisfacer las necesidades de cada diosa y crear sentimientos de bienestar, felicidad y satisfacción.

EN LA FASE DE LA VIRGEN DE LA PRIMAVERA PODEMOS CREAR SENTIMIENTOS DE SATISFACCIÓN Y BIENESTAR:

- Estando activas.

- Consiguiendo resultados positivos.

- Sintiendo que estamos avanzando en nuestra vida.

- Sintiendo que estamos haciendo algo que vale la pena.

¿Qué actividades te ayudan a sentirte bien en esta fase?

EN LA FASE DE LA MADRE DEL VERANO PODEMOS CREAR SENTIMIENTOS DE SATISFACCIÓN Y BIENESTAR:

- Siendo sociables.

- Participando en algún equipo.

- Cuidando de las necesidades de los demás.

- Manteniendo el contacto con las personas.

¿Qué actividades te ayudan a sentirte bien en esta fase?

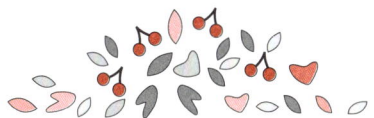

EN LA FASE DE LA HECHICERA DEL OTOÑO PODEMOS CREAR SENTIMIENTOS DE SATISFACCIÓN Y BIENESTAR:

- Con una actividad creativa rápida y sencilla.

- Yendo más despacio cuando lo necesitemos.

- Bajando el listón de nuestras expectativas y haciendo menos cosas.

- Haciendo cosas que nos aprovechen y sintiendo autoestima.

- Creando historias imaginarias mágicas que nos ayuden a sentirnos fuertes.

¿Qué actividades te ayudan a sentirte bien en esta fase?

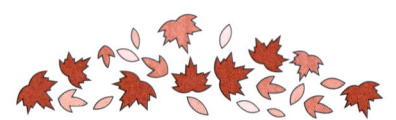

EN LA FASE DE LA ANCIANA SABIA DEL INVIERNO PODEMOS CREAR SENTIMIENTOS DE SATISFACCIÓN Y BIENESTAR:

- Descansando y relajándonos.

- Pasando tiempo a solas.

- Estando en contacto con la naturaleza.

- Durmiendo más.

- Teniendo tiempo para soñar despiertas e imaginar lo que deseamos de todo corazón.

¿Qué actividades te ayudan a sentirte bien en esta fase?

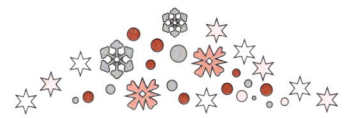

Tus diosas interiores te dan un maravilloso regalo:

El poder de hacerte feliz a ti misma en cualquier momento.

LOS PODERES SECRETOS DE LAS DIOSAS DEL OTOÑO Y DEL INVIERNO

Las diosas Hechicera del Otoño y Anciana Sabia del Invierno pueden ser las más conflictivas, especialmente si nuestro ritmo de vida no nos permite dormir más y relajarnos durante sus fases. Pueden darnos momentos de experiencias emocionales intensas, pero estas fases, más que un problema, pueden ser una parte positiva de nuestra vida.

LA DIOSA HECHICERA DEL OTOÑO

La narradora de historias interior

La diosa Hechicera del Otoño probablemente sea la más difícil para muchas mujeres, por los dos increíbles regalos que nos brinda en esta fase:

1. La experiencia de mensajes emocionales sobre nuestras necesidades más profundas.

2. La creación de historias emocionales que parecen muy reales.

En esta fase podemos crear mentalmente una discusión con alguien, imaginar un futuro basado en un pequeño pensamiento o idear miles de razones por las que alguien no nos quiere, solo porque no ha hecho lo que nosotras queríamos.

Nuestra increíble narradora crea estas historias por una sencilla razón: para decirnos que **nos falta algo en nuestro interior**.

Ninguna de las historias que creamos en esta fase tiene que ver realmente con los demás o con situaciones ajenas a nosotras, sino con escucharnos, y satisfacer nuestras necesidades, la autoestima y la autoaceptación. Nuestra narradora interior utiliza las reacciones emocionales intensas en nuestra vida cotidiana para llamar nuestra atención y decirnos:

«¡Eh, chica! No parece que te quieras mucho, haz algo amable por ti».

Saber esto es un gran consuelo. Significa que no hemos de corregir nada de nuestro carácter, de nuestra situación o de las personas que nos rodean, porque en realidad **no pasa nada malo**. Simplemente, hemos de despreocuparnos, relajarnos y decir: «Está bien amarme a mí misma, y voy a hacer este acto amable por mí».

Cuando en la fase de la Hechicera del Otoño pensamos en las situaciones que nos preocupan, en otra fase es más que probable que nos preocupen menos, o ¡nada! Esto nos demuestra lo irreales que son las historias que creamos en esta fase. Las historias no son más que mensajes que tienen mucha fuerza y poder sobre nuestro estado de autoestima y autoaceptación.

Podemos poner a trabajar a nuestra narradora interior en positivo y pedirle ideas e inspiración. Basta con que reflexionemos sobre qué nos gustaría saber y que luego nos abramos a que surjan ideas. Estas pueden llegar de las formas más sorprendentes; por ejemplo, leyendo una historia en una revista, viendo la tele, escuchando un fragmento de una conversación o ¡en un momento de intuición brillante!

La buscadora de problemas

En la fase de la Hechicera del Otoño tenemos gran habilidad para identificar cosas que nos parecen «incorrectas», lo cual hace que esta fase sea ideal para darnos cuenta de dónde hay un problema. Podríamos leer un informe y revisar los errores, darnos cuenta de las faltas de ortografía o identificar dónde falta información.

Hay veces en que nos damos cuenta enseguida de cuándo nos parece que algo anda mal, pero puede que descubrir la razón por la que «sentimos eso» nos lleve más tiempo.

Una vez identificamos un problema, podemos recurrir a nuestra narradora interior para que nos ayude a imaginar una solución y crear una alternativa nueva.

Utilizar las habilidades de nuestra narradora interior para identificar problemas puede tener un efecto positivo en nuestra vida si las orientamos hacia proyectos, tareas, actividades y lo que tenemos a nuestro alrededor. Procura no ver problemas en otras personas, en tus relaciones o contigo misma; en esta fase de la Hechicera del Otoño, por el contrario, utiliza a tu narradora interior para crear formas positivas de amar y apoyar.

LA FASE DE LA DIOSA ANCIANA SABIA DEL INVIERNO

La fase de la diosa Anciana Sabia del Invierno es de descanso y de dejar que nuestra mente, nuestro cuerpo y nuestras emociones se renueven para la fase de la Virgen de la Primavera. Es un momento para reflexionar y preguntarnos: «¿Qué es lo que nos dice el corazón respecto a lo que realmente queremos hacer en la vida?» Cuando nuestra mente trabaja con nuestras emociones más profundas, adquirimos la fuerza para comprometernos a actuar en la fase de la Virgen de la Primavera y durante todo el ciclo.

Cada ciclo nos brinda la oportunidad de renovar nuestro compromiso con el camino que tenemos por delante, tanto si se trata de reducir o abandonar algo —como adelgazar, mejorar nuestra relación con las personas o cambiar nuestra conducta— como si, simplemente, se trata de cuidarnos mejor.

En esta fase, también podemos aprovechar nuestra extraordinaria imaginación, nuestra visualización y nuestras habilidades para soñar despiertas, para crear situaciones futuras y experimentar lo bien que podemos sentirnos con ellas. Por ejemplo: «¿Cómo me sentiré cuando haya dejado definitivamente de fumar?», y «¿Cómo me sentiré cuando cambie esta conducta?».

Cada fase de cada ciclo nos ayuda a sentir realmente, a ver nuestra meta y a generar una actitud positiva para conseguirla. Como lo semejante atrae a lo semejante, cuanto más sintamos esa felicidad respecto a algo, más energía le transmitiremos para que se manifieste en nuestra vida.

MIRARNOS AL ESPEJO: DESCUBRIR LOS PODERES DE NUESTRAS DIOSAS PERSONALES

DESPUÉS DE HABER HECHO ANOTACIONES DURANTE UN CICLO

Las observaciones que hemos estado anotando durante el mes son como un espejo; reflejan quiénes somos.

Somos como la luna; solo podemos vernos en la fase que estamos experimentando, pero cuando anotamos cómo nos sentimos durante el ciclo, de pronto en nuestras notas podemos ver el ciclo entero, nuestro yo en su totalidad y nuestra feminidad.

Asimismo, como le sucede a la luna, todos los días cambiamos un poco, así que si comparamos un día con el siguiente nos costará ver la diferencia. Pero, cuando comparamos una semana con la siguiente, nuestros cambios son muy evidentes.

Comparar nuestras distintas fases nos ayudará a identificar nuestros cambios y las energías de nuestras diosas internas.

Acción: comparar el invierno con la primavera

Observa tus notas de la fase de la Anciana Sabia del Invierno y la de la Virgen de la Primavera.

¿Que ha cambiado en tu estado de ánimo en estas dos fases?

¿Qué ha sido parecido?

¿Cómo han cambiado tus niveles de energía emocional y física?

¿Qué te ha sorprendido?

¿Han cambiado tus necesidades o han sido parecidas?

Acción: compara el verano y el otoño

Observa tus notas de la fase de la Madre del Verano y de la Hechicera del Otoño.

¿Que ha cambiado en tu estado de ánimo en estas dos fases?

¿Qué ha sido parecido?

¿Cómo han cambiado tus niveles de energía emocional y física?

¿Qué te ha sorprendido?

¿Han cambiado tus necesidades o han sido parecidas?

Acción: compara con las otras fases

Puede que también quieras comparar tus fases de la Anciana Sabia del Invierno con la Madre del Verano, y tus fases de la Virgen de la Primavera con la Hechicera del Otoño.

Cuando comparamos nuestras distintas fases empezamos a entender que, durante nuestro ciclo:

- Podemos tener sentimientos muy dispares respecto a nosotras mismas y nuestra vida.
- Nuestro grado de habilidad para hacer las cosas puede variar.
- Hay otras cosas que pueden ser importantes para nosotras.
- Tenemos necesidades distintas.
- Estamos bien tal como somos.

TRAS DOS CICLOS DE ANOTACIONES

Una vez ya tenemos notas de más de un ciclo, podemos **comparar las que corresponden a cada fase, en los diferentes ciclos,** y buscar las coincidencias, tanto positivas como negativas.

Si seguimos anotando nuestros ciclos obtendremos una imagen más clara de cómo nos afectan a nosotras.

Por cada una de nuestras fases sabremos cómo es más probable que nos sintamos, que nos comportemos, qué es importante para nosotras y cuáles son nuestras necesidades.

Este conocimiento nos ayudará a sentir que **controlamos más** nuestros sentimientos y pensamientos, y nos da la oportunidad de **saber cómo** satisfacer nuestras necesidades para crear bienestar.

Por ejemplo, podemos empezar a satisfacer nuestras necesidades cuidándonos mejor:

- tomándonos las cosas con calma cuando sabemos que nos vamos a cansar,
- haciendo más cosas cuando sabemos que tendremos más energía y entusiasmo para actuar,
- nutriendo nuestro cuerpo cuando sentimos ganas de cuidarnos,
- concediéndonos espacio cuando no estamos muy sociables.

10 PISTAS Y CONSEJOS PARA CREAR BIENESTAR

Consejo 1	Vive de acuerdo con tu ciclo. Haz menos en las fases de la Hechicera del Otoño y la Anciana Sabia del Invierno y más durante tus fases de la Virgen de la Primavera y la Madre del Verano.
Consejo 2	En cada fase, procura realizar las actividades que satisfagan las necesidades de tus diosas interiores y con las que puedas usar tus habilidades y talentos.
Consejo 3	Inicia proyectos y actividades nuevos en tu fase de la Virgen de la Primavera, cuando tu energía, tu entusiasmo y tu confianza en ti misma están más altos.
Consejo 4	Conecta con tus amistades y apóyalas en tu fase de la Madre del Verano, pues te sentirás lo bastante fuerte emocionalmente como para afrontarlo.
Consejo 5	Utiliza tu fase de la Anciana Sabia del Invierno para descubrir tus verdaderos pensamientos y sentimientos respecto a ti misma y tus problemas.
Consejo 6	Comprométete a cambiar en tu fase de la Anciana Sabia del Invierno, siendo consciente de tus anhelos más profundos e imaginando el resultado.

Consejo 7	No te creas las historias de tu fase de la Hechicera del Otoño. Acéptalas como mensajes útiles y haz algo provechoso para fomentar tu autoaceptación, tu autoestima y tu sentido de pertenencia.
Consejo 8	Haz saber a la gente lo que piensas. Comunícale si deseas retirarte en tu fase de la Anciana Sabia del Invierno o si prefieres hacer cosas por ti misma durante la fase de la Virgen de la Primavera.
Consejo 9	Concentra tus energías en las cosas importantes durante las fases de la Hechicera del Otoño y la Anciana Sabia del Invierno, y ponte al día en otras tareas durante la fase de la Virgen de la Primavera, que es cuando tienes más energía.
Consejo 10	Haz aquello que te resulte fácil, cuando te parezca fácil hacerlo.

Consejo 11:

¡Haz más de aquellas cosas que te hacen sentirte bien en cada fase!

Tu ciclo menstrual es un ciclo maravilloso de experiencias excitantes y agradables. ¡Diviértete con él!

MEDITACIONES DIARIAS CON LAS DIOSAS

Con las presiones, el estrés y las expectativas que soportamos en la vida cotidiana, es fácil que perdamos el contacto con las energías de nuestras diosas interiores y nuestra naturaleza cambiante. Una forma de recordarnos quiénes somos es leyendo cada día una meditación, una afirmación o un mensaje de las diosas interiores, para recordarnos nuestra naturaleza cíclica, las energías de nuestras fases y nuestras necesidades.

LA DIOSA VIRGEN DE LA PRIMAVERA

*Enciende una vela **blanca** cada **mañana** antes de empezar tu meditación.*

Día 7 del ciclo:

Del mismo modo en que la luna creciente emerge de la oscuridad y la primavera llega después que el invierno, salgo de la oscuridad para dirigirme a la luz.

Día 8 del ciclo:

Acepto feliz las energías de acción, pensamiento y éxito de mi fulgurante Virgen de la Primavera.

Día 9 del ciclo:

Tengo un hermoso regalo de la diosa Virgen de la Primavera: la pasión para crear mis sueños.

Día 10 del ciclo:

Las energías sexuales de mi Virgen de la Primavera han renacido. ¡Soy hermosa, sensual y juguetona!

Día 11 del ciclo:

Acepto mi poder, lo que me ayuda a amar.

Día 12 del ciclo:

Soy la Virgen de la Primavera y tengo poder para hacer que las cosas sucedan.

Día 13 del ciclo:

Del mismo modo en que el verano llega después de la primavera, yo también cambiaré. Disfruto fluyendo con las energías.

LA DIOSA MADRE DEL VERANO

*Enciende una vela **rosa** cada **mañana** antes de empezar tu meditación.*

Día 14 del ciclo:

Al igual que la luna creciente se transforma en luna llena y el verano viene después de la primavera, me convierto en las energías radiantes de la Madre del Verano.

Día 15 del ciclo:

Acepto feliz las energías de amar, de empatizar, de nutrir y cuidar, que me otorga la Madre del Verano.

Día 16 del ciclo:

Acepto de buen grado mi abundancia y la comparto con todos.

Día 17 del ciclo:

Mis energías sexuales de la Madre del Verano son radiantes, protectoras, apasionadas y amorosas.

Día 18 del ciclo:

La Madre del Verano alimenta los sueños de mi corazón y hace que se manifiesten en el mundo.

Día 19 del ciclo:

Creo el mundo que hay a mi alrededor con amor y alegría.

Día 20 del ciclo:

Alimento todas mis relaciones con amor para ayudarlas a crecer. Hoy diré: «Te quiero».

Día 21 del ciclo:

De la misma manera en que el verano se transforma en otoño y la luna llena empieza a oscurecerse, dejo ir la luz y me preparo para el cambio.

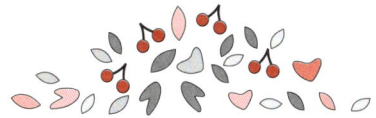

LA DIOSA HECHICERA DEL OTOÑO

*Enciende una vela de color **púrpura** cada **noche** antes de empezar tu meditación.*

Día 22 del ciclo:

En la oscuridad de la luna menguante y las energías del otoño avanzo con entusiasmo y crece mi desenfreno.

Día 23 del ciclo:

Acepto las energías de la imaginación, la inspiración, la intuición y la magia salvaje de mi Hechicera del Otoño.

Día 24 del ciclo:

Las energías sexuales de mi Hechicera del Otoño son desenfrenadas y eróticas, o caprichosas y contenidas. Acepto y amo todas las energías de mi Hechicera.

Día 25 del ciclo:

Tengo la loca pasión y la inspiración creativa de la Hechicera. Mañana crearé.

Día 26 del ciclo:

Siento las necesidades de la Hechicera del Otoño. Mañana las satisfaré.

Día 27 del ciclo:

Bajo el ritmo y escucho a la Hechicera del Otoño que me dice que he de quererme más.

Día 28 del ciclo:

A medida que se acerca el invierno y la luna se retira del cielo, hago una pausa y descanso en la oscuridad.

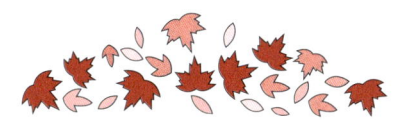

LA DIOSA ANCIANA SABIA DEL INVIERNO

*Enciende una vela **negra** o **roja** cada **noche** antes de empezar tu meditación.*

Día 1 del ciclo:

En la oscuridad del invierno y de la luna nueva, hago una pausa. Dejo ir lo que no necesito y acepto el amor de la Anciana Sabia del Invierno.

Día 2 del ciclo:

Acepto los regalos de sabiduría, conocimiento interior, paz y calma que me otorga la Anciana Sabia del Invierno.

Día 3 del ciclo:

Me relajo en los brazos de la Anciana Sabia del Invierno y sé que todo está bien y es posible.

Día 4 del ciclo:

Las energías sexuales de la Anciana Sabia del Invierno son lentas y sensuales, espirituales y bellas.

Día 5 del ciclo:

Sueño despierta lo que desea mi corazón y siento el propósito de mi alma.

Día 6 del ciclo:

Desde la Anciana Sabia del Invierno renaceré en la luz y la energía. Le ofrezco mi amor y mi gratitud por el don de la paz y de la renovación.

El día 1 del ciclo es tu primer día de la menstruación. Si tu ciclo es superior a 28 días, simplemente, repite las meditaciones. Si es inferior, pasa a las meditaciones de la siguiente diosa cuando lo consideres oportuno.

Acción: crea tus propias meditaciones diarias

Puede que te apetezca escribir tus propias meditaciones, afirmaciones y mensajes que te dictan tus diosas interiores para ayudarte a conectar con ellas, satisfacer sus necesidades, expresar sus regalos y celebrar sus energías.

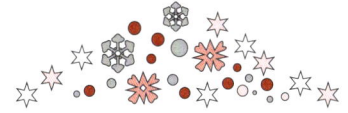

UNA ÚLTIMA RECOMENDACIÓN

A medida que anotamos nuestros ciclos y realizamos actividades que están en sintonía con nuestras diosas interiores vamos siendo más capaces de reconocer los cambios en nuestro cuerpo, las emociones y los estados mentales sin tener que anotarlos. Nuestros ciclos se convierten en una parte aceptada y poderosa de nuestra vida, y nos ayudan en nuestras relaciones, nuestro trabajo, nuestro conocimiento de nosotras mismas y nuestro crecimiento personal.

Si notas que puedes hacer algo mejor en una fase concreta, cuéntaselo a otra mujer e inspírala a hacer lo mismo.

¡Probando las cosas por nosotras mismas podremos disfrutar de estos increíbles dones en nuestra vida!

SOMOS LAS MUJERES QUE ESTAMOS DISPUESTAS

En este lugar ancestral,
entre la tierra y el mar,
entre la Tierra y las estrellas,
dibujamos un círculo sagrado:
un lugar fuera del tiempo y del espacio.

Circundamos este espacio con amor.
Circundamos este lugar con luz.
Circundamos este lugar con la Diosa
para crear un santuario de lo Femenino.

Diosa,
nosotras que nos sentamos sobre la tierra,
todavía recordamos
la belleza de tu luz
reflejada en nuestros úteros.

Nosotras, las mujeres, todavía escuchamos
en nuestros huesos
la llamada del mar,
para fluir con la magia
que son las mareas de las mujeres.

Nosotras, las mujeres, todavía sentimos
en nuestros huesos
la caricia de la Luna,
que nos recuerda los misterios
de nuestra identidad.

Nosotras, las mujeres, todavía escuchamos
en nuestros huesos
el canto de la Estrella Vespertina,
despertando nuestra magia y belleza,
durante tanto tiempo reprimida.

Somos las mujeres que están dispuestas:
dispuestas a recordar.

Somos las mujeres que están dispuestas:
dispuestas a despertar del sueño.

Somos las mujeres que están dispuestas:
dispuestas a reclamar la magia que somos.

BENDECIR NUESTRA FEMINIDAD Y DESPERTARLA EN EL MUNDO

LA BENDICIÓN MUNDIAL DEL ÚTERO

La Bendición Mundial del Útero se inició en 2012, y es una transmisión de energía femenina que hacen gratuitamente Miranda y las Madres-Luna, cinco veces al año, para todas las mujeres del mundo.

La Bendición del Útero es:

- **Una bendición de nuestra feminidad** que confirma lo que somos y nos ayuda a liberarnos de nuestro sentimiento de culpa y sufrimiento, para sentirnos aceptadas y merecedoras, y que vuelve a conectar nuestra feminidad con su aspecto sagrado, cuando el mundo se encarga regularmente de desconectarnos.

- **Un camino hacia el despertar femenino.** Este camino va abriendo cada vez más aspectos de nuestras diosas interiores que han sido reprimidos o permanecido latentes, y nos ayuda a sanar nuestra feminidad, a aceptar nuestros dones y a entender, experimentar y expresar nuestra naturaleza como mujeres para que podamos vivir más en sintonía con nuestras auténticas energías femeninas.

- **Un camino de unidad**, crear la unidad entre cuerpo, mente y espíritu, la unidad entre las mujeres, la unidad con la Tierra y con lo Divino.
- **Una comunidad internacional de mujeres** que están despertando y creciendo juntas en su feminidad y su espiritualidad femenina natural.

Todas las mujeres, con o sin ciclo o útero, están invitadas a unirse a nosotras en cada Bendición Mundial del Útero.

Cuando despertamos nuestras diosas interiores, escuchamos sus energías y necesidades y expresamos sus dones en nuestra vida, nos sentimos:

**poderosas, afectuosas, aceptantes,
tranquilas, alegres, creativas,
realizadas, completas y felices.**

Para participar en la Bendición Mundial del Útero solo tienes que registrarte por Internet en cada acto:

www.wombblessing.com

TAMBIÉN DE MIRANDA GRAY

Para más información sobre Miranda Gray:

Facebook: www.facebook.com/mirandagrayhome
Sitio web: www.mirandagray.co.uk

Momentos óptimos de la mujer: *Emplea el ciclo menstrual para alcanzar el éxito y la realización personal*

El ciclo menstrual tradicionalmente ha tenido una imagen negativa, ¡pero este libro cambiará tu forma de pensar! Con un plan diario de información y actividades aprenderás a reconocer tus *momentos óptimos* —los días de tu ciclo en los que predominan ciertas habilidades— y descubrirás cómo aplicarlas a la vida cotidiana para generar felicidad y bienestar, lograr tus sueños y metas y seguir avanzando con tu trabajo.

¡Nosotras no hacemos las cosas de la misma manera que los hombres!

www.optimizedwoman.com

Luna roja: *Emplea los dones creativos, sexuales y espirituales de los ciclos menstruales*

Cuando leemos antiguas leyendas e historias populares realizamos un descubrimiento extraordinario: las mujeres de la antigüedad escribieron historias sobre sus ciclos menstruales que nos enseñan a entendernos mejor a nosotras mismas y a disfrutar de nuestras energías cambiantes. Nos encontramos con diosas que nos guían a través de nuestro mes cambiante y que nos enseñan a aceptar y expresar las maravillosas energías femeninas del ciclo menstrual.

www.redmoonthebook.com

Mensajes espirituales para mujeres: *Sabiduría femenina para el ciclo menstrual*

Es un libro que nos devuelve al secreto de vivir una vida espiritual femenina en un mundo masculino.

Mensajes espirituales para mujeres nos orienta a diario con inspiración, amabilidad y apoyo y, en sintonía con nuestras cuatro fases, nos enseña a crear y a disfrutar de una maravillosa relación amorosa con lo Divino, todos los días, durante todo el mes.

www.spiritualmessagesforwomen.com

CÓMO UTILIZAR LAS TABLAS DE ANOTACIONES

¡NUESTROS CICLOS NO FUNCIONAN COMO RELOJES!

No importa si estás empezando tu vida menstrual, si estás a la mitad o al final de la misma, ¡todas podemos experimentar ciclos irregulares!

Estas tablas están diseñadas para empezar a anotar tus experiencias durante tus distintas fases, y los números de días del ciclo son orientativos de cuándo pueden aparecer estas fases en tu ciclo.

- **Puede que observes que, después de haber hecho anotaciones durante unos pocos meses, tu ciclo se** *acorta o se alarga más de 28 días.*
- **Puede que observes que tienes una fase de la diosa Hechicera del Otoño o de la diosa Anciana Sabia del Invierno** *más corto o más largo* **de lo que tenías anotado en tu tabla.**
- **Puede que** *cada mes te parezca diferente.*

¡Todo esto son observaciones fantásticas, y demuestran que estás empezando a conocer tu ciclo!

Lo que realmente nos ayuda a beneficiarnos de los dones de las diosas interiores es darnos cuenta de *cuándo* cambiamos. Así que olvídate de la numeración si ves que no te funciona y usa la tuya propia.

¡YA ERES UNA EXPERTA EN TU CICLO!

Nota: el día 1 del ciclo es tu primer día de sangrado.

Tabla de anotaciones: diosa Virgen de la Primavera

Día del ciclo	CÓMO ME SIENTO				
	Mentalmente	Físicamente	Emocionalmente	Cosas que me resultan fáciles	Actividades que me resultan menos fáciles
7					
8					
9					
10					
11					
12					
13					

Tabla de anotaciones: diosa Madre del Verano

Día del ciclo	CÓMO ME SIENTO					
	Mentalmente	Físicamente	Emocionalmente	Cosas que me resultan fáciles	Actividades que me resultan menos fáciles
14					
15					
16					
17					
18					
19					
20					

Tabla de anotaciones: diosa Hechicera del Otoño

Día del ciclo	CÓMO ME SIENTO			Cosas que me resultan fáciles	Actividades que me resultan menos fáciles
	Mentalmente	Físicamente	Emocionalmente		
21					
22					
23					
24					
25					
26					
27					

Tabla de anotaciones: diosa Anciana Sabia del Invierno

Día del ciclo	CÓMO ME SIENTO				
	Mentalmente	Físicamente	Emocionalmente	Cosas que me resultan fáciles	Actividades que me resultan menos fáciles
1					
2					
3					
4					
5					
6					

Tabla de anotaciones: diosa Virgen de la Primavera

Día del ciclo	CÓMO ME SIENTO				Cosas que me resultan fáciles	Actividades que me resultan menos fáciles
	Mentalmente	Físicamente	Emocionalmente			
7						
8						
9						
10						
11						
12						
13						

Tabla de anotaciones: diosa Madre del Verano

Día del ciclo	CÓMO ME SIENTO				Cosas que me resultan fáciles	Actividades que me resultan menos fáciles
	Mentalmente	Físicamente	Emocionalmente			
14						
15						
16						
17						
18						
19						
20						

Tabla de anotaciones: diosa Hechicera del Otoño

Día del ciclo	CÓMO ME SIENTO				
	Mentalmente	Físicamente	Emocionalmente	Cosas que me resultan fáciles	Actividades que me resultan menos fáciles
21					
22					
23					
24					
25					
26					
27					

Tabla de anotaciones: diosa Anciana Sabia del Invierno

Día del ciclo	CÓMO ME SIENTO			Cosas que me resultan fáciles	Actividades que me resultan menos fáciles
	Mentalmente	Físicamente	Emocionalmente		
1					
2					
3					
4					
5					
6					

Tabla de anotaciones: diosa Virgen de la Primavera

Día del ciclo	CÓMO ME SIENTO			Cosas que me resultan fáciles	Actividades que me resultan menos fáciles
	Mentalmente	Físicamente	Emocionalmente		
7					
8					
9					
10					
11					
12					
13					

Tabla de anotaciones: diosa Madre del Verano

Día del ciclo	CÓMO ME SIENTO			Cosas que me resultan fáciles	Actividades que me resultan menos fáciles
	Mentalmente	Físicamente	Emocionalmente		
14					
15					
16					
17					
18					
19					
20					

Tabla de anotaciones: diosa Hechicera del Otoño

| Día del ciclo | CÓMO ME SIENTO | | | Cosas que me resultan fáciles | Actividades que me resultan menos fáciles |
	Mentalmente	Físicamente	Emocionalmente		
21					
22					
23					
24					
25					
26					
27					

Tabla de anotaciones: diosa Anciana Sabia del Invierno

Día del ciclo	CÓMO ME SIENTO			Cosas que me resultan fáciles	Actividades que me resultan menos fáciles
	Mentalmente	Físicamente	Emocionalmente		
1					
2					
3					
4					
5					
6					

Tabla de anotaciones: diosa Virgen de la Primavera

Día del ciclo	CÓMO ME SIENTO			Cosas que me resultan fáciles	Actividades que me resultan menos fáciles
	Mentalmente	Físicamente	Emocionalmente		
7					
8					
9					
10					
11					
12					
13					

Tabla de anotaciones: diosa Madre del Verano

Día del ciclo	CÓMO ME SIENTO					
	Mentalmente	Físicamente	Emocionalmente	Cosas que me resultan fáciles	Actividades que me resultan menos fáciles	
14						
15						
16						
17						
18						
19						
20						

Tabla de anotaciones: diosa Hechicera del Otoño

Día del ciclo	CÓMO ME SIENTO			Cosas que me resultan fáciles	Actividades que me resultan menos fáciles
	Mentalmente	Físicamente	Emocionalmente		
21					
22					
23					
24					
25					
26					
27					

Tabla de anotaciones: diosa Anciana Sabia del Invierno

| Día del ciclo | CÓMO ME SIENTO | | | Cosas que me resultan fáciles | Actividades que me resultan menos fáciles |
	Mentalmente	Físicamente	Emocionalmente		
1					
2					
3					
4					
5					
6					

Tabla de anotaciones: diosa Virgen de la Primavera

Día del ciclo	CÓMO ME SIENTO				Cosas que me resultan fáciles	Actividades que me resultan menos fáciles
	Mentalmente	Físicamente	Emocionalmente			
7						
8						
9						
10						
11						
12						
13						

Tabla de anotaciones: diosa Madre del Verano

Día del ciclo	CÓMO ME SIENTO				
	Mentalmente	Físicamente	Emocionalmente	Cosas que me resultan fáciles	Actividades que me resultan menos fáciles
14					
15					
16					
17					
18					
19					
20					

Tabla de anotaciones: diosa Hechicera del Otoño

CÓMO ME SIENTO

Día del ciclo	Mentalmente	Físicamente	Emocionalmente	Cosas que me resultan fáciles	Actividades que me resultan menos fáciles
21					
22					
23					
24					
25					
26					
27					

Tabla de anotaciones: diosa Anciana Sabia del Invierno

Día del ciclo	CÓMO ME SIENTO				
	Mentalmente	Físicamente	Emocionalmente	Cosas que me resultan fáciles	Actividades que me resultan menos fáciles
1					
2					
3					
4					
5					
6					

Tabla de anotaciones: diosa Virgen de la Primavera

| Día del ciclo | CÓMO ME SIENTO | | | Cosas que me resultan fáciles | Actividades que me resultan menos fáciles |
	Mentalmente	Físicamente	Emocionalmente		
7					
8					
9					
10					
11					
12					
13					

Tabla de anotaciones: diosa Madre del Verano

Día del ciclo	CÓMO ME SIENTO				Cosas que me resultan fáciles	Actividades que me resultan menos fáciles
	Mentalmente	Físicamente	Emocionalmente			
14						
15						
16						
17						
18						
19						
20						

Tabla de anotaciones: diosa Hechicera del Otoño

Día del ciclo	CÓMO ME SIENTO			Cosas que me resultan fáciles	Actividades que me resultan menos fáciles
	Mentalmente	Físicamente	Emocionalmente		
21					
22					
23					
24					
25					
26					
27					

Tabla de anotaciones: diosa Anciana Sabia del Invierno

Día del ciclo	CÓMO ME SIENTO			Cosas que me resultan fáciles	Actividades que me resultan menos fáciles
	Mentalmente	Físicamente	Emocionalmente		
1					
2					
3					
4					
5					
6					

Tabla de anotaciones: diosa Virgen de la Primavera

| Día del ciclo | CÓMO ME SIENTO | | | | |
	Mentalmente	Físicamente	Emocionalmente	Cosas que me resultan fáciles	Actividades que me resultan menos fáciles
7					
8					
9					
10					
11					
12					
13					

Tabla de anotaciones: diosa Madre del Verano

| Día del ciclo | CÓMO ME SIENTO | | | | Actividades que me resultan menos fáciles |
	Mentalmente	Físicamente	Emocionalmente	Cosas que me resultan fáciles	
14					
15					
16					
17					
18					
19					
20					

Tabla de anotaciones: diosa Hechicera del Otoño

Día del ciclo	CÓMO ME SIENTO			Cosas que me resultan fáciles	Actividades que me resultan menos fáciles
	Mentalmente	Físicamente	Emocionalmente		
21					
22					
23					
24					
25					
26					
27					

Tabla de anotaciones: diosa Anciana Sabia del Invierno

Día del ciclo	CÓMO ME SIENTO				
	Mentalmente	Físicamente	Emocionalmente	Cosas que me resultan fáciles	Actividades que me resultan menos fáciles
1					
2					
3					
4					
5					
6